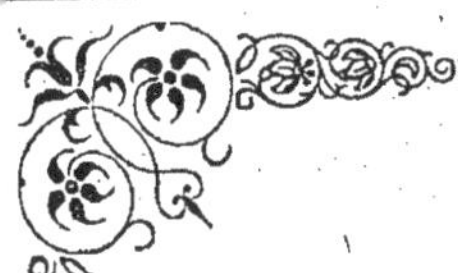

DES

PANSEMENTS DE L'ŒIL

APRÈS

l'Opération de la Cataracte par Extraction

LEÇON DE CLINIQUE OPHTHALMOLOGIQUE

PAR

Le Docteur Émile MARTIN

Professeur libre d'Ophthalmologie. — Médecin Oculiste du Bureau de Bienfaisance.
Directeur de l'Institut Ophthalmique de Marseille.

PARIS

J.-B. BAILLIÈRE ET FILS, LIBRAIRES-ÉDITEURS

RUE HAUTEFEUILLE, 19.

1876.

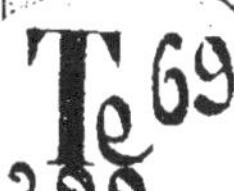

DES

PANSEMENTS DE L'ŒIL

APRÈS

l'Opération de la Cataracte par Extraction

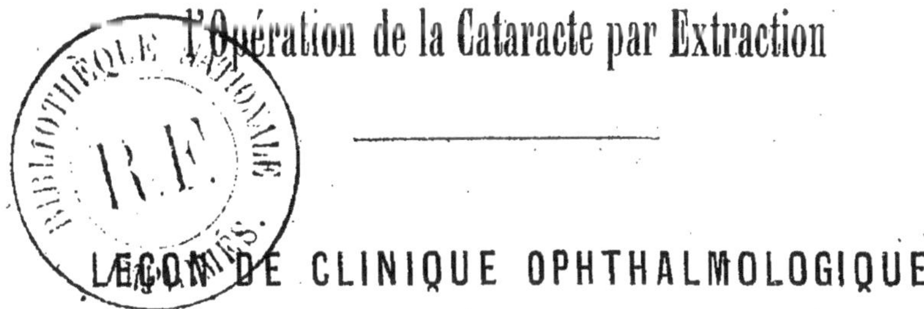

LEÇON DE CLINIQUE OPHTHALMOLOGIQUE

PAR

Le Docteur Émile MARTIN

Professeur libre d'Ophthalmologie. — Médecin Oculiste du Bureau de Bienfaisance. — Directeur de l'Institut Ophthalmique de Marseille.

PARIS

J.-B. BAILLIÈRE ET FILS, LIBRAIRES-ÉDITEURS

RUE HAUTEFEUILLE, 19.

1876.

DU MÊME AUTEUR :

Traité médical pratique des Maladies des Yeux. Paris, 1863, in-18, Jésus de 312 p., avec 17 figures et 2 planch. coloriées.

Atlas d'Ophthalmoscopie. Paris, 1867, in-8 de 16 pages.

De l'Opération de l'Iridectomie *dans le Glaucôme,* la *Cataracte compliquée* le *Staphylôme.* Paris, 1868, 16 pages.

DES

PANSEMENTS DE L'ŒIL

APRÈS

l'Opération de la Cataracte par Extraction.

MESSIEURS,

Quand une opération de Cataracte a été exécutée avec la précision indispensable, la tâche du chirurgien n'est pas terminée ; il doit songer à rendre définitif et durable le succès qui vient de couronner ses efforts et que des circonstances diverses, indépendantes de ses actes et de sa volonté, peuvent changer en un revers toujours affligeant. Nous avons eu tous à déplorer de ces insuccès regrettables, alors que dans l'acte opératoire et dans l'état du malade, tout semblait nous assurer une victoire complète. Au début de la carrière de l'oculiste, ces revers sont d'autant plus fâcheux, qu'ils sont mis par les malades eux-mêmes ou par leur entourage, sur le compte de l'inexpérience, et qu'ils entraînent le praticien hésitant et découragé à demander à des procédés avec lesquels il aura besoin de se familiariser, des succès qui lui échapperont encore. Il essaiera une méthode nouvelle qui lui arrivera escortée d'une statistique merveilleuse, et quand il sera parvenu à l'exécuter avec confiance et habileté, il échouera encore.

Mon expérience dans l'art des opérations oculaires m'autorise à vous affirmer qu'il ne faut pas seulement chercher dans la méthode elle-même, la cause de ces revers imprévus qui affligent les malades et désespérent le chirurgien, et que le moyen d'obtenir des succès définitifs et d'éviter ces complications terribles devant lesquelles s'évanouissent en un jour des espérances bien chèrement et bien justement acquises, consiste, dans l'emploi d'un pansement méthodique appliqué à chaque cas opératoire. Je vais examiner avec quelques détails cette question qui est d'une très–haute importance pratique et je vous exposerai avec autant de précision qu'il me sera possible, le mode de pansement qu'exigent ces opérations délicates.

Si l'on remonte à cette période deja éloignée, que je nommerai volontiers la période d'enfance de la chirurgie oculaire, à cette époque où l'on se contentait de déplacer ou d'abaisser le cristallin opâque, les pansements de l'œil préoccupaient fort peu les oculistes. Depuis le commencement du siècle, depuis

Daviel, l'usage le plus répandu a consisté dans l'emploi de bandelettes de taffetas gommé placées en croix sur les paupières et de compresses maintenues elles-mêmes par un léger bandeau. En France, en Italie, en Angleterre, c'était la pratique des chirurgiens les plus en renom, Quelques-uns vantaient en même temps les irrigations froides et les applications glacées, mais tous semblaient en parfait accord sur la nécessité de l'occlusion complète de l'œil et l'obtenaient par des moyens en réalité fort peu différents.

Il y a quinze ans environ, après les travaux de De Grœfe et grâce à leur influence, les emplâtres adhésifs et les bandelettes furent peu à peu abandonnés et remplacés par de petits gâteaux de charpie ou de coton étalés avec soin sur les paupières closes et maintenus par des bandes de flanelle ou des bandeaux habilement tricotés. Cette pratique est encore de nos jours celle qui est la plus suivie et il y a bien peu d'oculistes de notre époque qui n'aient à plusieurs reprises applaudi aux avantages de l'occlusion et de la compression ainsi pratiquées.

Dans ces derniers temps, Messieurs, dans le but louable sans doute de simplifier tout ce qui se rattache à la chirurgie, quelques praticiens ont proposé de supprimer entièrement les pansements occlusifs et d'abandonner l'œil opéré par kératotomie linéaire, à une liberté complète. Oubliant les résultats merveilleux qu'ils ont obtenus et publiés à l'abri des bandeaux occlusifs et compressifs, ils semblent disposés aujourd'hui à considérer les pansements comme inutiles et conseillent d'abriter simplement l'œil opéré sous un voile flottant.

Il importe donc, Messieurs, d'examiner avec soin ce qu'il y a de vrai dans ces propositions nouvelles et de tracer des règles précises qui puissent vous servir de guide après la kératotomie.

L'Opération de la Cataracte n'est plus aujourd'hui pratiquée que par la méthode d'extraction. C'est la méthode générale employée pour les cataractes séniles, et parmi les oculistes, le plus grand nombre emploie le procédé linéaire, quelques-uns encore le procédé à grand lambeau, le procédé de Daviel. Il n'entre pas dans les limites de ce travail d'étudier la valeur relative de ces deux méthodes, mais au point de vue du pansement consécutif, il est bon de les examiner distinctement.

Après le procédé de Daviel, que l'incision soit faite en haut ou en bas, je ne pense pas qu'il puisse y avoir divergence d'opinion ! D'un commun accord, tous les opérateurs ont affirmé que les bandeaux compressifs, avaient contribué dans une large mesure à augmenter le nombre de leurs succès définitifs (8 à 10 0/0) ; et lorsque vous aurez taillé un lambeau qui comprend la moitié de la circonférence de la cornée et que le globe oculaire sera ainsi largement ouvert, vous ne songerez pas à accorder à l'œil opéré une liberté complète. Par l'occlusion et par une compression légère soigneusement faite, vous supprimerez une foule d'accidents que je ne veux pas passer en revue, mais parmi lesquels, le renversement du lambeau, la hernie de l'iris et la perte de l'humeur vitrée, tiennent le premier rang La nécessité de ces pansements s'impose d'elle-même et il est inutile de la discuter plus longuement.

J'en arrive de suite à l'appréciation de la question dans la méthode la plus répandue aujourd'hui, dans celle que m'avez vu pratiquer constamment et dont vous avez pu apprécier les résultats, la *méthode linéaire*. Pour être complet, je diviserai, les opérations en deux catégories :

1° Opérations sur des yeux exempts de complications.
2° Opérations sur des yeux atteints de complications.

Dans la premiere, lorsque les divers actes opératoires (incision, excision de l'iris, déchirure de la capsule, sortie du cristallin et des couches corticales), ont pû être exécutés d'une façon irréprochable, en un mot, lorsque l'opération a été régulière, peut-on sans danger, abandonner l'œil opéré à lui-même en le recouvrant d'un simple voile flottant, ou bien est-il nécessaire d'employer un pansement occlusif et dans ce cas, quel est le meilleur pansement ?

Théoriquement, il n'est pas indispensable pour assurer l'affrontement exact des lèvres d'une plaie linéaire, d'user de moyens d'occlusion autres que ceux dont la nature a pourvu l'organe délicat de la vue. Le globe de l'œil suspendu dans l'orbite et dans la capsule de tenon, ne subit, dans les mouvements ordinaires que lui impriment les muscles moteurs, aucune compression capable d'amener sa déformation et par suite on doit très-logiquement conclure qu'une plaie cicatrisera en liberté d'une façon régulière. Il est probable aussi que les mouvements d'élévation et d'abaissement des voiles palpébraux, alors qu'ils sont légers et accomplis sans efforts, favorisent l'expulsion des sécrétions naturelles fournies par les divers appareils secrétoires contenus dans le voisinage de l'œil, tandis que la rétention de ces produits est susceptible dans certains cas d'offrir quelques inconvénients et place l'organe opéré dans des conditions anormales.

Mais en pratique, je vais vous démontrer que la question ne peut pas être résolue de la même manière et que la sécurité du malade et du chirurgien réclame une intervention auxiliaire. On ne peut pas, en effet, considérer l'organe visuel comme un organe indépendant et l'envisager seulement au point de vue de ses conditions statiques; l'œil opéré est essentiellement lié au malade lui-même, et l'inquiétude, l'agitation consécutive à un traumatisme, les efforts de toux, un éternuement brusque, un déplacement inconscient, un attouchement involontaire, un clignement spasmodique un peu violent, voilà des circonstances possibles, probables même, dont l'oculiste doit tenir compte, qui sont capables de changer les conditions normales de l'organe opéré et d'entraver ou de compliquer le travail cicatriciel.

Après l'opération la plus régulière, une certaine réaction se produit, les malades éprouvent des sensations doulourenses qui les obligent à faire mouvoir brusquement les paupières, et sont affectés d'un larmoiement plus ou moins abondant qui peut entraîner des mouvements de clignement violents, capables de déformer la sphère oculaire et de nuire au travail de réparation. Plusieurs opérateurs ont même vu des yeux se vider immédiatement après l'opération. Si je n'ai pas assisté moi-même à des accidents semblables, il n'y a pas de raison, ce me semble, pour que ce fatal accident, qui s'est produit plusieurs fois, de l'aveu de chirurgiens habiles, ne puisse se produire également deux ou trois heures après l'acte opératoire et c'est plus qu'il n'en faut pour justifier dans une certaine mesure l'application d'un moyen d'occlusion.

Certes, je ne vous dirai pas que le bandeau occlusif est toujours exempt d'inconvénients et que les malades le supportent tous sans mot dire. Je crois au contraire, que chez quelques-uns il est susceptible de déterminer du spasme et du malaise, peut-être même du délire ! Est-ce à dire que même dans ces cas, il faille accorder une liberté absolue ? Je ne le pense pas, car ce même malade, qui par caractère ou tempérament, ne peut supporter une occlusion momentanée, abusera bien vite de cette liberté absolue et compromettra le succès définitif. Il est sans doute inutile de condamner les opérés à cette immobilité passive qu'on leur a si longtemps imposée, mais il ne faut pas non plus tomber dans l'excés contraire. En chirurgie, comme en tout, la liberté demande à être réglementée !

Pour mon compte, j'ai essayé plusieurs fois cette manière de faire et je vous avoue sincèrement que quelques heures après, j'en avais déjà le repentir !

Je vous conseille donc, d'appliquer après l'opération une compresse fénétrée recouverte de boules de coton ou de charpie et de maintenir cet appareil à l'aide d'un bandeau occlusif soit en tricot, soit en flanelle, soit en gaze, dans l'été surtout.

Vous n'empêcherez pas, en agissant ainsi, les sécrétions de l'œil de s'écouler au dehors, mais vous aurez soustrait l'organe opéré à l'action de ces causes multiples qui pourraient compromettre le résultat désiré. Vous diminuerez la réaction inflammatoire et le larmoiement et vous pourrez abandonner votre malade pendant quelques heures avec une pleine sécurité.

Au bout de ce temps, si le malade est calme et supporte sans se plaindre, cet emprisonnement momentané, vous ne modifierez en rien le pansement. Si au contraire, vous constatez du malaise et de l'inquiétude, si malgré vos exhortations, le malade semble mal disposé, vous enlèverez le bandeau sans toucher à la charpie et à la compresse et vous le remplacerez par deux bandelettes en toile fine, disposées en croix sur le pansement et fixées au front et à la joue par leurs extrémités enduites de collodion.

De cette façon, l'occlusion persistera, mais la compression aura disparu en partie. Vous aurez débarrassé le malade de ces entraves contre lesquelles il s'efforçait inconsciemment de lutter, mais l'œil sera cependant suffisamment protégé pour que la cicatrisation se fasse régulièrement.

Vous continuerez ainsi l'occlusion pendant 48 heures encore et lorsque la cicatrice vous paraîtra complète, vous essaierez prudemment de livrer l'œil à lui-même.

A cette période, les complications qui peuvent surgir ne viennent plus de la plaie. Vous les traiterez, si besoin est, d'après les règles ordinaires.

En un mot, Messieurs, après la Kératotomie linéaire, sur un œil sain et exempt de toutes complications, je considère le pansement par occlusion comme nécessaire. Il diminue la réaction dûe au traumatisme, préserve l'œil opéré d'accidents graves indépendants de l'acte opératoire lui-même, donne au chirurgien la sécurité indipensable après un acte opératoire aussi délicat et contribue à augmenter le nombre des succès définitifs. Le meilleur pansement est celui qui tout en abritant l'œil et en le maintenant au repos, accorde à l'opéré la plus grande somme de liberté. Le pansement que je viens de vous indiquer me parait remplir ces conditions diverses.

Examinons maintenant les cas dans lesquels les manœuvres opératoires n'auront pu être normalement exécutées. Dans ce cas, je crois que le pansement occlusif est encore plus indispensable et qu'il faut ajouter à l'occlusion une compression méthodiquement faite. En effet, alors que malgré toute l'habileté de l'oculiste, les divers temps de l'opération n'ont pas été réguliers, que l'iris n'a pas été entièrement excisé, qu'un de ses fragments est resté enclavé dans un des angles de la plaie, que du sang s'est épanché, ou bien qu'une plaie trop étroite a été contusionnée par le passage forcé d'un noyau volumineux, enfin que l'humeur vitrée a été répandue au dehors, vous savez à quoi est exposé le malade, si l'œil est abandonné sans protection et sans surveillance. Vous avez à prévenir, si c'est possible, une hernie irienne qui amènera un larmoiement abondant, vous avez à favoriser la cicatrisation rapide d'uneplaie contuse qui ne peut impunément rester baignée par les larmes et enfin, vous avez à éviter un écoulement consécutif de vitrine.

Vous n'ignorez pas qu'un effort léger du malade peut accroître cette hernie, que le clignement augmente la sécrétion lacrymale et enfin que le soulèvement seul de la paupière suffit, à la suite de la rupture de l'hyaloïde, pour entraîner au dehors l'issue d'une nouvelle quantité d'humeur vitrée. Si l'œil reste libre et livré à ces clignements répétés, il est certain qu'avant la fin du premier jour, la coque oculaire peut-être complètement vide.

Je n'insiste pas davantage, et dans des cas de cette nature, je vous recommande de maintenir l'occlusion et une compression légère aussi prolongée que possible, sans emprisonner le malade de manière à l'agiter et à produire ces mouvements spasmodiques involontaires qui pourraient aussi amener des résultats funestes.

J'arrive maintenant aux opérations pratiquées sur

des yeux atteints de complications (1), soit du côté des paupières, soit du côté des voies lacrymales.

Ici, Messieurs, je n'hésite pas à le proclamer de suite, le bandeau occlusif et compressif est nuisible, car il a pour effet d'emprisonner dans la cavité conjonctivale les sécrétions morbides qui proviennent du voisinage, de les laisser longtemps au contact de la plaie cornéenne et de faciliter l'infiltration des globules lymphoïdes qui se développent en grand nombre. Le pansement par occlusion prolongée devient un des agents de l'infection purulente de l'œil et des conséquences désastreuses qui l'accompagnent.

Les maladies des paupières et des voies lacrymales sont plus fréquentes qu'on ne le pense généralement, et il suffit que la conjonctive soit enflammée ou primitivement ou consécutivement à un larmoiement, à une légère dacryocystite ou à une blépharite, pour qu'il y ait, après la traumatisme opératoire, migration des globules purulents vers les lèvres de la plaie et que le processus adhésif ne puisse aboutir à une réunion par première intention. Il faut rechercher quelquefois ces états morbides concomitants avec beaucoup de soin pour les constater, et je vous conseille d'y apporter toute votre attention. Dans l'opération de la cataracte, les revers de ma pratique ne se sont depuis longtemps rencon-

(1) Les complications de la choroide et du corps vitré, staphylôme postérieur, choroidites, flocons du corps vitré, décollement rétinien, n'ont aucune influence facheuse sur les accidents immédiats et ne s'opposent pas à une marche normale dans le travail cicatriciel.

très que dans des cas de cette nature, et j'ai fait pour les éviter et les combattre toutes les tentatives possibles. Pendant longtemps, quand l'état du malade me faisait redouter des accidents de suppuration, je plaçais un bandeau fortement compressif dans le but d'arriver rapidement à une coaptation parfaite et à une cicatrisation régulière. Il me semblait que je plaçais ainsi l'œil opéré dans les meilleures conditions pour échapper à l'infiltration purulente de la plaie. J'ai presque toujours échoué ! J'ai employé aussi le chlorhydrate de quinine en collyre, et les pansements multipliés, j'ai échoué encore ! Ce médicament que l'on vantait comme capable de s'opposer à la migration des leucocytes ne m'a donné aucun résultat et ce n'est que depuis que j'éloigne de l'œil, par les moyens que je vais vous indiquer, toutes les matières qui servent de transport à l'agent infectieux, que j'ai la satisfaction de compter des résultats meilleurs.

Si l'opération n'est pas régulière, s'il y a prolapsus irien, s'il y a issue de vitrine, l'œil est certainement très-compromis, mais, je crois encore que le danger imminent est la suppuration et qu'il vaut mieux s'exposer aux conséquences des causes précédemment indiquées, que de courir les risques irrémédiables de l'irido-kératite purulente. La compression et l'occlusion seraient certainement funestes !

Vous emploierez le pansement suivant :

1° Immédiatement après l'opération, lavez l'œil avec de l'eau phéniquée au 300me (acide phénique, 1 gramme, eau distillée 300 grammes).

2° Appliquez sur l'œil, clos comme pour le sommeil, une compresse fenêtrée trempée dans la même solution et disposez au-dessus de cette compresse deux petites bandelettes en gaze fixées au front et à la joue avec du collodion. L'œil sera ainsi suffisamment maintenu et protégé.

3° Arrosez toutes les deux heures les pièces de pansement, avec une éponge imbibée d'eau tiède phéniquée.

4° Enfin, huit ou dix heures après l'opération, enlevez la compresse et la gaze, lavez de nouveau l'œil avec précaution et recouvrez-le de la même manière. Après ce temps, vous éloignerez davantage les irrigations antiseptiques, mais vous ne négligerez pas de les employer au moins trois fois par jour. Après 60 heures environ, si la plaie vous paraît cicatrisée, vous emploierez une occlusion plus prolongée, si vous la croyez utile, et vous entourerez toujours le malade d'une grande surveillance.

Le traitement général sera aussi l'objet de vos soins assidus et intelligents en rapport avec la constitution de l'opéré et les complications qui pourraient se produire.

Vous savez, Messieurs, que je dois à ce mode de pansement plusieurs succès dans des opérations dont les résultats eussent été certainement désastreux si j'avais suivi la pratique de l'occlusion et de la compression. J'en ai aussi obtenu de remarquables effets dans les ulcères serpigineux de la cornée. Dans ces cas, si vous êtes appelés avant la production de l'hypopion, vous obtiendrez presque toujours la guérison avec une rapidité surprenante. Je vous engage à employer, en même temps, les compresses chaudes et les pulvérisations phéniquées.

En résumé, Messieurs, mon expérience me démontre l'*utilité* incontestable de l'*occlusion* dans tous les cas de cataractes simples, si l'opération a été régulière.

Elle me démontre la *nécessité* de l'*occlusion* et de la *compression*, si les divers temps de l'opération n'ont pas pû être exécutés d'une manière normale, c'est-à-dire si l'opération n'a pas été régulière.

Enfin, elle m'apprend au contraire, que l'*occlusion* et la *compression* sont *nuisibles* dans les cas de cataractes compliquées de maladies des paupières ou des voies lacrymales, que l'opération soit normale ou anormale, et qu'il faut employer des pansements de simple protection, antiseptiques, mais non occlusifs.

Marseille. — Typ. et Lith. Marius Olive, rue Sainte, 39.

Marseille — Typ. Marius Olive.

www.ingramcontent.com/pod-product-compliance
Ingram Content Group UK Ltd.
Pitfield, Milton Keynes, MK11 3LW, UK
UKHW020456220726
13923UKWH00006B/2587